Saloni Chourasiya
Jaya Sharma
Neetu Choudhary

Um manual prático de bioquímica

Saloni Chourasiya
Jaya Sharma
Neetu Choudhary

Um manual prático de bioquímica

Estritamente de acordo com o programa de estudos P.C.I (R.G.P.V.) prescrito para o I Semestre de Farmácia

ScienciaScripts

Imprint

Cover image: www.ingimage.com

This book is a translation from the original published under ISBN 978-620-7-65222-8.

Publisher:
Sciencia Scripts
is a trademark of
Dodo Books Indian Ocean Ltd. and OmniScriptum S.R.L publishing group

120 High Road, East Finchley, London, N2 9ED, United Kingdom
Str. Armeneasca 28/1, office 1, Chisinau MD-2012, Republic of Moldova, Europe
Printed at: see last page
ISBN: 978-620-7-74763-4

UM MANUAL PRÁTICO DE BIOQUÍMICA

Segue rigorosamente o programa de estudos P.C.I (R.G.P.V) prescrito para a licenciatura em Farmácia

Saloni Chourasiya

B.Pharm, M.Pharm

Professor Assistente

Colégio de Farmácia N.M.T Gujarati, Indore

Madhya Pradesh, Índia

Sra. Jaya Sharma

B.Pharm, M.Pharm

Professor Associado

Faculdade de Farmácia Swami Vivekanand, Indore

Madhya Pradesh, Índia

Sra. NEETU CHOUDHARY

B.Pharm, M.Pharm

Professor Associado

Rami Devi college of pharmacy deoli, tonk, Rajasthan

DEDICAÇÃO

Este livro é dedicado aos nossos pais, colegas, amigos e a Deus Todo-Poderoso.

Índice

Prefácio

O manual foi escrito de acordo com o PCI Syllabus de bioquímica prática para os estudantes de farmácia do Iº ano. Este livro orienta principalmente os estudantes para obterem conhecimentos sobre as bases da bioquímica. Os estudantes encontrarão nele uma visão clara e concisa do trabalho laboratorial de Bioquímica. A maior parte da informação contida neste livro está representada de uma forma muito simples. O objetivo deste livro é tornar a matéria fácil e compreensível para os estudantes. Pretende dar uma boa exposição de vários aspectos da bioquímica, incluindo o papel da bioquímica na farmácia.

Estes livros práticos têm como objetivo principal orientar os estudantes de graduação e pós-graduação e ultrapassar os obstáculos que enfrentam nos aspectos práticos da Bioquímica. O principal objetivo deste livro prático é apresentar a informação de forma condensada e clara para satisfazer as necessidades dos estudantes. Este livro prático tenta cobrir o programa de Bioquímica da maioria das universidades da Índia.

Segue rigorosamente o programa de estudos P.C.I (R.G.P.V) prescrito para a licenciatura em Farmácia

BP 209 P. BIOQUÍMICA (Prática) 4 Horas / Semana

1. Análise qualitativa dos hidratos de carbono (glicose, frutose, lactose, maltose),

Sacarose e amido)

2. Testes de identificação de proteínas (albumina e caseína)

3. Análise quantitativa de açúcares redutores (método DNSA) e proteínas

(Método de Biureto)

4. Análise qualitativa da urina para detetar constituintes anormais

5. Determinação da creatinina no sangue

6. Determinação do nível de açúcar no sangue

7. Determinação do colesterol total no soro

8. Preparação da solução tampão e medição do pH

9. Estudo da hidrólise enzimática do amido

10. Determinação da atividade da amilase salivar

11. Estuda o efeito da temperatura na atividade da amilase salivar.

12. Estuda o efeito da concentração de substrato na atividade da amilase salivar

EXPERIÊNCIA N.º 1

OBJECTO: Efetuar a análise qualitativa dos hidratos de carbono (glicose, frutose, lactose, maltose, sacarose e amido).

REFERÊNCIAS: Satyanarayana.U.Dr; Chakrapani.U.Dr. "Biochemistry" fourth edition 2013 ISBN:978- 81-312-3601-7 publish page no. -09

REQUISITOS: Reagentes, tubos de ensaio, suporte para tubos de ensaio, tripé, copo, proveta, vareta de vidro, banho-maria.

TEORIA:

Hidratos de carbono

Um hidrato de carbono é uma grande molécula biológica, ou macromolécula, constituída por átomos de carbono (C), hidrogénio (H) e oxigénio (O), geralmente com uma relação hidrogénio:oxigénio de 2:1 (como na água); por outras palavras, com a fórmula empírica Cm(HaO)n (onde m pode ser diferente de n). Os hidratos de carbono são tecnicamente hidratos de carbono. A glicose é um monossacárido muito importante em biologia, sendo um dos principais produtos da fotossíntese. O nome "Gluc" vem da palavra grega "glykys", que significa "doce", mais o sufixo "-ose" que denota um açúcar. Dois estereoisómeros dos açúcares aldohexose são conhecidos como glicose, dos quais apenas um (D-glicose) é biologicamente ativo. Esta forma (D-glucose) é frequentemente designada por dextrose mono-hidratada, ou, especialmente na indústria alimentar. Simplesmente dextrose (de glucose dextrorotatória).

PROCEDIMENTO

TEST	OBSERVTION	INFERENCE
Fehling Test: 1ml of fehling solution A +1ml of fehling solution B +boil+sample added boil	Red brown colour obtained	Carbohydrate present Reducing sugar.

Bendict'sTest :Bendictsolution+sample+heat	Yellow ppt. was obtained	Carbohydrate present Reducing sugars
MolishTest :Sample+α napthol(alcoholic solution)+conc.H_2So_4	Violet colour ring is formed	Carbohydrate present
Iodine Test: Suspension or solution of polysaccharides +1-2 drops of iodine solution	• Blue violet colour develops • Brown wine colour	Starch is present Glycogen is present
Tommer's Test: 2ml of Tommers reagent+3ml of sugar solution boil for 2 mminutes, cool	Yellow or red ppt	Reducing sugar present
Barfoed's Test: 2ml of test solution+ 2ml of barfoeds reagent. Boil on water bath	Brick red ppt at the bottom of test tube.	Monosaccharides present
Seliwanoff's Test: 3ml of Seliwanoffs reagent+1 ml of sugar solution boil for 2 min.	Red ppt	Ketose like fructose,sucrose present
Osazone Test: 0.2 gms of sugar+ 0.4 gms of phenyl hydrazine hydrochloride+ 0.6 gms of sodium acetate+ 4ml of water.heat on water bath for 20 min. cool and allow crystallization. Observe crystal under microscope.	Plate like crystals appears like sunflower	

RESULTADO: Identifica a amostra dada

EXPERIÊNCIA Nº 2

OBJECTO: Efetuar o teste de identificação da proteína (Albumina).

REFERÊNCIAS: Satyanarayana. U.Dr; Chakrapani.U.Dr."Biochemistry" fourth edition 2013 ISBN:978-81-312-3601-7 publish page no. -09

REQUISITOS Reagentes, tubos de ensaio, suporte para tubos de ensaio, tripé, copo, proveta. **TEORIA:** As albuminas (do latim: albumen" (clara de ovo): clara de ovo seca") são uma família de proteínas globulares, das quais as mais comuns são as albuminas séricas. Todas as proteínas da família das albuminas são solúveis em água, moderadamente solúveis em soluções salinas concentradas e sofrem desnaturação pelo calor. As albuminas encontram-se normalmente no plasma sanguíneo e diferem das outras proteínas do sangue pelo facto de não serem glicosiladas. As substâncias que contêm albuminas, como a clara do ovo, são chamadas de albuminóides. Várias proteínas de transporte sanguíneo estão evolutivamente relacionadas, incluindo a albumina sérica, a alfa-fetoproteína, a proteína de ligação à vitamina D e a famina. A albumina liga-se ao recetor de superfície celular albumina.Caseína (do latim caseus, "queijo") é o nome de uma família de fosfoproteínas relacionadas. Estas proteínas encontram-se normalmente no leite dos mamíferos, constituindo 80% das proteínas do leite de vaca e entre 20% e 45% das proteínas do leite humano. Como fonte alimentar, a caseína fornece aminoácidos, hidratos de carbono e os dois elementos inorgânicos cálcio e fósforo.

PROCEDIMENTO:

TEST	OBSERVTION	INFERENCE
Biurate test : 2ml sample+ 2ml 10% NaOH +2-3 drops of 1%CuSo4	Violet colour obtained	Protein present
Sample+ conc.HNo_3+ammonium molybydate	Yellow ppt. was obtained	Phosphorus present
Nirihydrin test: 2ml O.S.+0.5ml Ninhydrin sol. Boil for 2 min. Cool	Blue Colour	Proteins present (All proteins gives this test it is due to free amino group)
Xanthoproteic test: 2ml O.S.+1ml conc. HNO_3 boil, cool +40% NaOH drop by drop	Orange colored solution	Proteins present (Containing tyrosine, phenyl alanine and tryptophan)
Millon's test: 2ml O.S. + 2ml of Millon's reagent boil, cool +few drops of $NaNO_2$ sol.	Red ppt and solution becomes red	Proteins present (containing tyrosine)
Sample+1% Acetic acid→(it was filtered and conc.HNo_3 and conc.$H2So_4$ were added)	Yellow ppt. was obtained	Casein fat present

RESULTADO: Identifica a amostra dada

EXPERIÊNCIA N.º 3

OBJECTO: Efetuar a análise quantitativa dos açúcares redutores (método DNSA) e das proteínas (método BIURET)

REFERÊNCIAS: Satyanarayana.U.Dr; Chakrapani.U.Dr. "Biochemistry" fourth edition 2013 ISBN:978- 81-312-3601-7 publish page no. -09

DNSA, tartarato de sódio e potássio, hidróxido de sódio 2 N (NaOH 2N), ácido dinitro-salicílico (DNSA), água destilada

TEORIA: Um hidrato de carbono é uma grande molécula biológica, ou macromolécula, constituída por átomos de carbono (C), hidrogénio (H) e oxigénio (O), geralmente com uma relação hidrogénio:oxigénio de 2:1 (como na água); por outras palavras, com a fórmula empírica $C_m(H_2O)_n$ (em que m pode ser diferente de n). Existem algumas excepções; por exemplo, a desoxirribose, um açúcar componente do ADN, tem a fórmula empírica $C_5H_{10}O_4$. Os hidratos de carbono são tecnicamente hidratos de carbono.

Usa -

1. Os monossacáridos são a principal fonte de combustível para o metabolismo, sendo utilizados tanto como fonte de energia como na biossíntese.
2. Em muitos animais, incluindo os seres humanos, esta forma de armazenamento é o glicogénio, especialmente nas células do fígado e dos músculos.
3. Nas plantas, o amido é utilizado para o mesmo fim.

As proteínas são grandes moléculas biológicas, ou macromoléculas, constituídas por uma ou mais cadeias de resíduos de aminoácidos. As proteínas desempenham uma vasta gama de funções nos organismos vivos, incluindo a catalisação de reacções metabólicas, a replicação do ADN, a resposta a estímulos e o transporte de moléculas de um local para outro. As proteínas diferem umas das outras principalmente na sua sequência de aminoácidos, que é ditada pela sequência de nucleótidos dos seus genes, e que normalmente resulta na dobragem da proteína numa estrutura tridimensional específica que determina a sua atividade.

Um polipéptido é uma cadeia polimérica linear única derivada da condensação de aminoácidos. Os resíduos individuais de aminoácidos estão ligados entre si por ligações peptídicas e resíduos de aminoácidos adjacentes. A sequência de resíduos de aminoácidos numa proteína é definida pela sequência de um gene, que é codificada no código genético. Em geral, o código genético especifica 20 aminoácidos padrão; no entanto, em certos organismos, o código genético pode incluir a selenocisteína e - em certas arqueas - a pirrolisina. Pouco depois ou mesmo durante a síntese, os resíduos de uma proteína são frequentemente modificados quimicamente por modificações pós-traducionais, que alteram as propriedades físicas e químicas, o dobramento, a estabilidade, a atividade e, em última análise, a função das proteínas. Por vezes, as proteínas têm grupos não peptídicos ligados, que podem ser chamados grupos prostéticos ou cofactores. As proteínas podem também trabalhar em conjunto para atingir uma determinada função, associando-se frequentemente para formar complexos proteicos estáveis.

PROCEDIMENTO (DNSA)

- Prepara 20 mL de NaOH 2N.
- Pesa 1 g de DNSA e dissolve-o em 20 mL de NaOH com a ajuda de um agitador magnético
- Pesa 30 g de tartarato de sódio e potássio e dissolve em 50 mL de dH2O.
- Deita lentamente a solução de tartarato de sódio e potássio na solução de DNSA e NaOH e aumenta o volume para 100 mL (Nota: Espera que os dois se misturem corretamente).
- Decanta o conteúdo para uma garrafa castanha. Filtra, se necessário.

Protocolo

1. Pega em oito tubos e rotula-os de Branco e de 1 a 7.
2. Faz diluições de padrões de glucose
3. Adicionar 3 ml de reagente DNSA aos oito tubos de ensaio. Mistura bem.
4. Mantém num banho de água a ferver durante 15 minutos.
5. Depois de arrefecer até à temperatura ambiente num banho de água fria, regista a absorvância com um espetrofotómetro a 540nm.
6. Primeiro, pega na absorvância (DO) do branco e torna-a zero.
7. Mede a DO de todos os tubos (n.º 1-7). Lavar as cuvetes de cada vez que se toma a DO.

Método BIURET:

1. Prepara o reagente de biureto. (5mg de proteína+0,1N HCL)
2. Prepara uma solução de reserva.
3. As diluições da solução-mãe foram efectuadas com a quantidade de água necessária para a respectiva solução.
4. Em seguida, adiciona 6 ml de reagente de biureto a cada diluição.
5. Aquece esta solução para obteres uma solução de cor púrpura.
6. Analisa todas as soluções por colorimetria, respetivamente.

QUADRO DE OBSERVAÇÃO

S.No	Different conc. of diluted solution	Absorbance

CÁLCULO

Fator de diluição= volume final volume da alíquota -

D.F Amostra 1= 1 = 2,5

0,4 - D.F Amostra 2 = 1 = 1,7

0,6 - A quantidade de hidratos de carbono em 1 grama de amostra= ------------- mg/dl x fator de diluição x 100 -

Gama normal= 4-5 gm

RESULTADO: Identifica a amostra dada

EXPERIÊNCIA N.º 4

OBJECTO: Análise qualitativa da urina para deteção de constituintes anormais.

REFERÊNCIAS: Satyanarayana.U.Dr; Chakrapani.U.Dr. "Biochemistry" fourth edition 2013 ISBN:978- 81-312-3601-7 publish page no. -09

REQUISITOS:

TEORIA: Uma análise de urina verifica diferentes componentes da urina, um produto residual produzido pelos rins. Podes fazer uma análise de urina regular para ajudar a encontrar a causa dos sintomas. O teste pode dar informações sobre a tua saúde e os problemas que possas ter.

Os rins retiram os resíduos, minerais, fluidos e outras substâncias do sangue para serem eliminados na urina. A urina contém centenas de resíduos corporais diferentes. O que comes, bebes, o exercício que fazes e o bom funcionamento dos rins podem afetar o conteúdo da tua urina. Podem ser efectuadas mais de 100 análises diferentes à urina. Uma análise de urina regular inclui frequentemente os seguintes testes.

- **Cor.** Muitos factores afectam a cor da urina, incluindo o equilíbrio dos líquidos, a dieta, os medicamentos e as doenças. A cor escura ou clara da urina indica-te a quantidade de água que contém. Os suplementos de vitamina B podem tornar a urina amarela brilhante. Alguns medicamentos, amoras, beterrabas, ruibarbo ou sangue na urina podem torná-la castanha-avermelhada.
- **Clareza.** A urina é normalmente transparente. As bactérias, o sangue, o esperma, os cristais ou o muco podem fazer com que a urina pareça turva.
- **Odor.** A urina não tem um cheiro muito forte, mas tem um ligeiro odor a "nozes". Algumas doenças provocam uma alteração no odor da urina. Por exemplo, uma infeção com a bactéria E. coli pode causar um mau odor, enquanto a diabetes ou a fome podem causar um odor doce e frutado.
- **Gravidade específica.** Verifica a quantidade de substâncias na urina. Mostra também como os rins equilibram a quantidade de água na urina. Quanto mais elevada for a gravidade específica, maior é a quantidade de material sólido na urina. Quando bebes muito líquido, os rins produzem urina com uma grande

quantidade de água, que tem uma gravidade específica baixa. Quando não bebes líquidos, os teus rins produzem urina com uma pequena quantidade de água, que tem uma gravidade específica elevada.

- **pH**. O pH é uma medida de quão ácida ou alcalina (básica) é a urina. Um pH de urina de 4 é fortemente ácido, 7 é neutro (nem ácido nem alcalino) e 9 é fortemente alcalino. Por vezes, o pH da urina é afetado por determinados tratamentos. Por exemplo, o teu médico pode dar-te instruções sobre como manter a tua urina ácida ou alcalina para evitar a formação de alguns tipos de cálculos renais.

- **Proteína.** Normalmente, as proteínas não se encontram na urina. Febre, exercício físico intenso, gravidez e algumas doenças, especialmente doenças renais, podem causar a presença de proteínas na urina.

- **Glicose.** A glucose é o tipo de açúcar que se encontra no sangue. Normalmente, existe muito pouca ou nenhuma glucose na urina. Quando o nível de açúcar no sangue é muito elevado, como acontece na diabetes não controlada, o açúcar extravasa para a urina. A glicose também pode ser encontrada na urina quando os rins estão danificados ou doentes.

PROCEDIMENTO:

TEST	OBSERVTION	INFERENCE
Test for Glucose: To about 5 ml of Benedict's reagent add 0.5 ml of urine and boil for 2 min.	Blue color appears	Sugar Absent
	Light green precipitate appears	0.1-0.5 % Of reducing sugar present
	Green precipitate appears	0.5 to 1.0 % of reducing sugar present
	Yellow precipitate appears	1-2 % reducing sugar present
	Brick red precipitate appears	Above 2 % reducing sugar present
Test for Albumin: Add a few drops of Sulphosalicylic acid to 2 ml of urine	Turbidity appears	Indicates the presence of albumin
Heat coagulation test: Fill 3/4th of the test tube by urine. Heat the upper 1/3rd of the test tube by a small flame.	Turbidity appears on the heated portion of the tube	Indicates the presence of albumin
Heller's Nitric acid test: To 3 ml of nitric acid in a tube add 3 ml of urine by the wall of the tube in such a way that the two liquids do not mix	White ring appears at the junction of the two fluids	Indicates the presence of albumin
Ketone bodies (Rothera's Test) Saturate 5 ml of urine with ammonium sulphate by shaking vigorously. Then add 2 drops of freshly prepared 5% solution of sodium nitroprusside and 1 ml of ammonium hydroxide. Allow it to stand in a rack for a while	A permanganate colour develops just above the layer of un dissolved ammonium crystals	Indicates the presence of Ketone bodies

RESULTADO: A amostra de urina dada tem

Volume _______________ -ml/dia

Cor ________________

Odour-_______________

pH- _______________

Gravidade específica -_______________

Turbidity-_______________

EXPERIMENTAÇÃO NO. 5

OBJECTO: Determinação da creatinina no sangue.

REFERÊNCIAS:

Gupta.C.R; Bhargava "practical biochemistry " fourth edition CBS publishers & Distributers PVT.LTD.New Delhi 2010 page no. 122,154

REQUISITOS: Produtos químicos, pipeta, tubo de ensaio

TEORIA: Apesar da sua importância biológica, a medição da creatinina e da creatina no plasma sanguíneo tem sido incerta devido às baixas concentrações em que estas substâncias, especialmente a creatina, aparecem, e à inespecificidade da reação de Jaffe habitualmente utilizada para a sua determinação. A presença de creatina no plasma tem sido questionada desde os trabalhos de Wilson e Plass, pois o incremento de cor após a hidrólise é equívoco quando analisado em calorímetros visuais. Por esta razão, Wu concluiu que o sangue de homens adultos normais não contém creatina. Parecia possível que, através da utilização do colorímetro fotoelétrico, que está peculiarmente adaptado à medição de pequenas alterações na cor de soluções fracamente coloridas, se pudesse obter uma maior precisão na medição da creatinina e, assim, detetar a presença de creatina e medir a sua concentração. Este procedimento foi concebido e foi estabelecida a presença, em concentração apreciável e mensurável, de material que é presumivelmente creatina.

PROCEDIMENTO:

Procedimento para recolher o filtrado de Folin Wu

1. Recolher 3 ml de sangue oxalado num balão de 50 ml.
2. Adiciona 21 ml de água destilada.
3. Adicionar 3 ml de tungstato de sódio (10%) e misturar bem.
4. Adiciona 3 ml de 2/3 H_2SO_4 com uma pipeta graduada, gota a gota, com agitação constante. Tapa com uma torneira de borracha, agita bem e mantém durante 5 minutos.
5. A cor do ppt muda gradualmente de vermelho para castanho.

Nota: 10 ml de filtrado de Folin-Wu representam 1 ml de sangue.

(A) Preparação da amostra desconhecida

- Num frasco rotulado como "U", pipeta 5 ml de filtrado de folinwu.
- Adiciona 2 ml de ácido pícrico a 1% e mistura bem
- Adiciona 0,5 ml de solução de hidróxido de sódio a 10%.
- Deixar repousar durante 15 minutos e obter a densidade ótica utilizando o filtro verde (530 M mu).

(B) Preparação da amostra padrão

- Pipeta 5 ml de solução padrão de creatinina para um frasco com o rótulo "S".
- Adiciona 2 ml de ácido pícrico a 1% e mistura bem
- Adiciona 0,5 ml de solução de hidróxido de sódio a 10%
- Deixar em repouso durante 15 minutos e obter a densidade ótica por meio de um aparelho fotoelétrico
- colorímetro utilizando o filtro verde (530 M mu). Anota-o como "ES"

(C) Preparação da amostra em branco

- Pipeta 5 ml de água destilada para um balão com a designação "B".
- Adiciona 2 ml de ácido fosfórico a 1% e 0,5 ml de solução de hidróxido de sódio a 10%.
- Deixar repousar durante 15 minutos e comparar num calorímetro utilizando um filtro verde (530 M mu).

CÁLCULO

A densidade ótica do branco deve ser (menos) subtraída da densidade ótica obtida para o desconhecido e para o padrão, utilizando o princípio da calorimetria fotoeléctrica.

Conc. de creatinina em amostra de sangue desconhecida CU=

Densidade ótica da amostra desconhecida (UE)/densidade ótica da amostra padrão desconhecida

EsxConc.de creatinina padrão (Cs)

RESULTADO: A amostra de urina foi determinada quanto à presença de creatinina.

EXPERIÊNCIA N.º 6

OBJECTO: Determinação da creatinina no sangue.

REFERÊNCIAS : Satyanarayana.U.Dr; Chakrapani.U.Dr. "Biochemistry" fourth edition 2013 ISBN:978 - 81-312-3601-7 publish page no. -196

Gupta.C.R; Bhargava "practical biochemistry " fourth edition CBS publishers & Distributers PVT.LTD.New Delhi 2010 page no. 47,122

REQUISITOS

1. **Solução de açúcar a 1%:** Adiciona 1 grama de açúcar a 100 ml de ácido benzoico saturado.
2. **Solução padrão de trabalho de açúcar:** 2 mg por 2 ml da solução acima referida.
3. **Solução alcalina de cobre:**
    1. **Solução A:** Dissolve 2% de Na_2CO_3 em NaOH 0,1N.
    2. **Solução B:** 5% de $CuSO_4$ em 1% de tartarato de sódio e potássio ou sal de Rochelle
4. Mistura 50 ml da solução A com 1 ml da solução B.
5. **Ácido fosfomolíbdico:** A 35 g de ácido molíbdico, adiciona 5 g de tungstato de sódio, 200 ml de NaOH a 10% e 200 ml de água. Ferve-se vigorosamente durante 20-30 minutos, de modo a remover todo o amónio presente no ácido molíbdico. A solução é arrefecida e diluída para cerca de 350 ml, sendo adicionados 125 ml de ácido fosfórico a 85% (orto) e completados até 500 ml com água destilada.
6. **10% Tungastato de sódio**
7. **2/3 N H_2SO_4**

TEORIA

Quando a glucose ou outros agentes redutores são tratados com uma solução alcalina de cobre, reduzem o cobre, formando assim um óxido cuproso insolúvel. A reação depende da temperatura, da duração do aquecimento e do grau de alcalinidade. A relação entre a glucose e a forma de óxido cuproso pode ser variada após um aquecimento prolongado. A forma de óxido cuproso reage com o fosfomolibdato, formando um complexo de cor azul de molibdénio, que pode ser lido colorimetricamente com um filtro vermelho de 680 nm.

A glucose e outras substâncias redutoras em condições alcalinas reduzem os iões cúpricos do reagente de cobre a iões cuprosos. Os óxidos cuprosos reagem com o ácido fosfomolíbdico, formando azul de molibdénio. A intensidade do azul de molibdénio é diretamente proporcional à quantidade de açúcares redutores presentes. Mede-se a 420 nm e compara-se com um padrão conhecido.

Preparações de filtrado isento de proteínas:

A 1 ml de amostra de sangue, adicionar 8 ml de água destilada, 0,5 ml de ácido sulfúrico 2/3 N e 0,5 ml de solução de tungstato de sódio a 10% num tubo de centrifugação com rolha e misturar o conteúdo. Em seguida, centrifugar a 3000 rpm durante 10 min e recolher o sobrenadante como amostra.

PROCEDIMENTO:

1. Pipeta 0,0, 0,4, 0,8, 1,2, 1,6 e 2 ml de padrão de trabalho para a série de tubos de ensaio rotulados.
2. Pipeta 2 ml da amostra dada (filtrado isento de proteínas) para outro tubo de ensaio.
3. Completa o volume para 2 ml em todos os tubos de ensaio. Um tubo com 2 ml de água destilada serve de branco.
4. Adiciona agora 2 ml de solução de sulfato de cobre e incuba num banho de água a ferver durante 8 minutos e arrefece.
5. Em seguida, adiciona 2 ml de ácido fosfomolíbdico a todos os tubos de ensaio. Dilui a solução até à marca de 25 ml no tubo de Folin-Wu. Misturar o conteúdo e ler a absorvância a 420 nm em relação ao branco. Em seguida, traça a curva-padrão, tomando a concentração de glucose no eixo X e a absorvância a 420 nm no eixo Y.
6. A partir da curva padrão, calcula a concentração de glucose na amostra dada

CALCULAÇÃO:

Utilizando o princípio da calorimetria fotoeléctrica

Conc. de glucose numa dada amostra de sangue Cu= Densidade ótica da amostra de glucose desconhecida Eu/ Densidade ótica da glucose padrão Es× Conc. De glucose padrão (Cs)

RESULTADO: A creatinina foi detectada na amostra de sangue.

EXPERIÊNCIA Nº 7

OBJECTO: Determinar o colesterol sérico.

REFERÊNCIAS : Satyanarayana.U.Dr; Chakrapani.U.Dr. "Biochemistry" fourth edition 2013 ISBN:978- 81-312-3601-7 publish page no. -28,285

REQUISITOS

- Centrífuga
- Tubos de ensaio
- Pipetas graduadas
- Calorímetro fotoelétrico
- Reagente químico Solução padrão de colesterol Reagente corante.

TEORIA

Método utilizado-Método direto de Ferro e presunto.

Este é um método direto utilizado para a estimativa do colesterol no soro por ferro e presunto. Neste método é utilizada uma mistura de anidrido acético, ácido acético glacial e ácido sulfúrico em proporção adequada. O reagente colorido dá uma cor azulada com o colesterol. Neste método, a cor é desenvolvida diretamente sem a extração de lípidos. Na preparação padrão, aconselha-se a adição de duas gotas de água destilada, uma vez que acelera a reação e desenvolve a cor. Esta cor padrão é comparada com a cor desconhecida através de um calorímetro fotoelétrico.

Procedimento

(A)Preparação da amostra desconhecida

- Num tubo de ensaio rotulado como"" U", pipeta 0,2 ml de soro.
- Adiciona 5 ml de corante recém-preparado.
- Mistura bem, agitando, e mantém o tubo no escuro durante 10 minutos.
- Obtém uma densidade ótica para o desconhecido utilizando um calorímetro fotoelétrico a 660 mu.
- Regista e anota como "ES".

(B)Preparação da amostra padrão

- Num tubo com a designação "S", coloca 0,2 ml de solução padrão de colesterol.
- Adiciona 2 gotas de água destilada e 5 ml de agente de regeneração da cor.
- Mistura bem, agitando, e mantém o tubo no escuro durante 10 minutos.
- Obter uma densidade ótica para o padrão utilizando um colorímetro fotoelétrico a 660 mu.

Regista e anota-o como "ES"

CÁLCULO

Utiliza a calorimetria fotoeléctrica para determinar a concentração principal da amostra desconhecida: Conc. de colesterol em "Cu"=Densidade ótica da amostra desconhecida "EU "xConc.std.colesterol.Sol Cs.Densidade ótica da amostra conhecida "ES

RESULTADO: Identifica a amostra dada

EXPERIÊNCIA Nº 8

OBJECTO: Prepara a solução tampão e mede o pH

REFERÊNCIAS: Satyanarayana.U.Dr; Chakrapani.U.Dr. "Biochemistry" fourth edition 2013 ISBN:978- 81-312-3601-7 publish page no. -

REQUISITOS: Produtos químicos, tubos de ensaio, suporte para tubos de ensaio, copo, proveta, vareta de vidro, balão volumétrico, papel de pH, medidor de pH, etc.

TEORIA: O termo pH refere-se a uma medida da concentração de iões de hidrogénio de uma solução. As soluções com uma elevada concentração de iões de hidrogénio têm um pH baixo e as soluções com baixas concentrações de iões têm um pH elevado. Por conseguinte, o pH é também utilizado como uma medida da acidez ou da basicidade de uma solução. Matematicamente, o pH é expresso como o logaritmo negativo na base 10 da concentração de hidrogeniões aquáticos.

$$pH=-log[H]$$

Uma forma de medir o pH é utilizar um aparelho chamado medidor de pH. Um medidor de pH é constituído por um par de eléctrodos ligados a um medidor capaz de medir pequenas tensões, da ordem dos mil volts. Quando os eléctrodos são colocados numa solução, é gerada uma tensão que varia com o pH. Esta tensão é lida pelo medidor, que está calibrado para indicar o pH. Um tampão é uma solução que contém um par ácido-base conjugado fraco que pode resistir a alterações drásticas de pH após a adição de pequenas quantidades de um ácido ou base forte. Um tampão resiste a alterações de pH porque contém uma espécie ácida para neutralizar os iões OH e uma básica para neutralizar os iões H. No entanto, é necessário que os componentes de um tampão não se consumam uns aos outros. É por isso que os tampões são frequentemente preparados misturando um ácido fraco ou uma base fraca com um sal desse ácido-base.

PROCEDIMENTO:

Para a preparação da solução-tampão padrão:

As soluções-tampão padrão são soluções de pH padrão. Estas são utilizadas para medições de referência. Também estão disponíveis comprimidos de tampão padrão.

Exemplo: Comprimido tampão pH:4,pH:7,e pH:9(2)Quando um comprimido é dissolvido em água destilada sem dióxido de carbono e completado até 100ml em balão volumétrico, a solução resultante pode ser usada como solução tampão padrão.

- A solução-tampão padrão para várias gamas de pH entre (1)2 e 10,0 pode ser preparada através da combinação adequada de ácido clorídrico 0,2 M ou hidróxido de sódio 0,2 m.

Ensaio da solução tampão

- Determinação do pH da solução tampão preparada com o medidor de pH.
- Coloca 100 ml de solução tampão num copo, mergulha o elétrodo nesta solução e regista o pH no início.

RESULTADO: A solução preparada tem um pH

EXPERIÊNCIA Nº 9

OBJECTO: Estuda a hidrólise enzimática do amido

REFERÊNCIAS: Satyanarayana.U.Dr; Chakrapani.U.Dr. "Biochemistry" fourth edition 2013 ISBN: 978-81-312-3601-7 publish page no. -09, 165

REQUISITOS: Reagentes, tubos de ensaio, suporte para tubos de ensaio, tripé, béquer, proveta, vareta de vidro e banho-maria, placa de observação.

TEORIA

Princípio

A amilase salivar é uma enzima que actua sobre o amido e forma o dissacárido maltose. O pH ótimo da amilase salivar é de 6,7. Reagente

- Solução de amido a 1%dissolve Igm de amido solúvel em água e faz um volume de 100ml.
- Solução de cloreto de sódio a 0,5%.
- Tampão fosfato pH 6,7.
- solução de lodine 0,01 N
- Reagente qualitativo de Benedicts.

Reagente químico

Enxagua a boca com água morna para eliminar as partículas de alimentos. Toma cerca de 10 ml de água morna e faz circular na boca durante pelo menos 1 minuto. Recolhe a saliva num copo e filtra. Esta é a solução de saliva.

Estimativa da atividade

Coloca 5ml de solução de amido num tubo de ensaio, adiciona 2ml de tampão fosfato e 2ml de solução de Nacl a 0,5%. Mantém o tubo de ensaio num banho de água a 380-40°C durante 5 minutos. Adicionar 5 ml de saliva filtrada à solução de amido, misturar bem e manter a 37°C. Após um intervalo de 30 em 30 segundos, transferir uma gota da mistura incubada com uma pipeta ou um conta-gotas para um recipiente contendo uma gota de solução de iodo. Observar o desenvolvimento da cor e, simultaneamente, transferir 8 gotas da mistura incubada para um tubo de ensaio contendo 5 ml de reagente qualitativo de Benedict. O tempo necessário para atingir este ponto é uma medida da atividade enzimática e é conhecido como período crómico.

Period of incubation in sec	Nature of color with iodine	Extent of reduction
30		
60		
90		
120		
150		
180		
210		
240		
270		
300		

Obtém-se o ponto crómico em 5 minutos, podendo ser necessário mais tempo se a solução de saliva for fraca. A atividade enzimática da ptialina é destruída pela fervura, pelo que não haverá digestão do amido se for utilizada uma solução de saliva fervida.

Testes de referência: Teste do amidoTransfere algumas gotas de amido para um dos poços da placa. Adiciona uma gota do reagente de iodo. O amido e o iodo devem reagir para formar um complexo azul-preto profundo.

Teste de glicose

Coloca 3 ml de solução de glucose a 1% num tubo de ensaio. Adiciona 2 ml de solução de Benedict e aquece durante 3-4 minutos num banho de água a ferver. A reação deve produzir um sólido vermelho-alaranjado. Utilizaremos um teste visual para avaliar a atividade da enzima em cada parte da experiência. Recolhes amostras da mistura enzima-amido em alturas diferentes e adicionas uma gota de reagente de iodo a cada amostra. A cor resultante dir-te-á aproximadamente a quantidade de amido que foi hidrolisada. Quando a atividade da enzima é elevada, não é necessário muito tempo para hidrolisar o amido. Quando a enzima é mais lenta ou está inativa, a cor azul-preta será vista durante mais tempo.

Podes avaliar a atividade enzimática relativa da seguinte forma:

Iodine test for starch	**Amount of starch remaining**	**Enzyme activity level**
Dark blue-black		
Blue		
Light brown		
Gold		

RESULTADO: Foi estudada a hidrólise enzimática do amido.

EXPERIÊNCIA Nº 10

OBJECTO: - Determinação da atividade da amilase salivar.

REFERÊNCIAS: Satyanarayana.U.Dr; Chakrapani.U.Dr. "Biochemistry" fourth edition 2013 ISBN: 978-81-312-3501-7 publish page no. -01, 198

REQUISITOS:-Tampão **fosfato** PH 6.0, NaOH, Hcl, H2SO4, solução de iodo, solução de amilase, Nacl, álcool, água destilada

Teoria: A amilase salivar afecta a perceção oral dos amidos, a sinalização metabólica pré-absortiva e as respostas da glucose plasmática ao amido ingerido. Estes controlos iniciais da digestão resultam em diferenças na eficiência com que o amido é tratado metabolicamente

Os alimentos que contêm grandes quantidades de amido mas pouco açúcar, como o arroz e as batatas, podem adquirir um sabor ligeiramente doce à medida que são mastigados, porque a amilase degrada algum do seu amido em açúcar. O pâncreas e as glândulas salivares produzem amilase (alfa amilase) para hidrolisar o amido da dieta em dissacarídeos e trissacarídeos que são convertidos em glucose por outras enzimas para fornecer energia ao organismo. As plantas e algumas bactérias também produzem amilase. As proteínas específicas da amilase são designadas por letras gregas diferentes. Todas as amilases são hidrolases de glicosídeos e actuam nas ligações α-1,4-glicosídicas

Preparação do substrato de amido

1. Colocar 1,0 g de amido num copo com 5 ml de água e 75 ml de água a ferver, agitando continuamente.
4. arrefecer até 25 °C e adicionar 5 g de cloreto de sódio à solução de amido.
5. adicionar água purificada suficiente para obter 100 ml de solução de amido.
6. diluir 10 ml desta solução para 100 ml com uma solução-tampão de pH 6 para a análise da amilase.
7. Cada ml deste substrato de amido contém 1,0 mg de amido solúvel seco.

PROCEDIMENTO:-

1. Pega na solução de saliva (individual) e mistura-a com 50 ml de solução tampão de ph 6 para a amilase.

2. Adicionar uma quantidade suficiente de tampão fosfato para perfazer o volume de 100 ml.

3. Coloca 5 ml desta solução num tubo de ensaio

4. Adiciona 5 ml de substrato de amido ao tubo de ensaio.

5. coloca estes tubos de ensaio em banho-maria e mantém a temperatura a 40°C

6. O seu 1 ml (solução de amilase) tem capacidade para digerir cerca de 10 mg de amido solúvel seco. 9. Adiciona ao tubo de ensaio 1-2 gotas de solução de iodo e mistura bem.

OBSERVAÇÃO:- O QUE É QUE TU QUERES?

Salivary amylase	Amount of Salivary amylase remaining	Salivary amylase activity level

RESULTADO:- A atividade da amilase salivar é determinada em ....

EXPERIÊNCIA Nº 11

OBJETIVO: - Estudar o efeito da concentração de substrato na atividade da amilase salivar.

REFERÊNCIAS: Satyanarayana.U.Dr; Chakrapani.U.Dr. "Biochemistry" fourth edition 2013 ISBN: 978-81-312-3601-7 publish page no. -09, 165

REQUISITOS:-Tampão **fosfato** PH 6.0, NaOH, Hcl, H2SO4, solução de iodo, solução de amilase, Nacl, álcool, água destilada

Teoria: A lfa-amilase (α-1,4-glucano 4-glucanohidrolase EC 3:2:1:1) é uma enzima presente na saliva humana, no suco pancreático, no leite materno humano, no soro e em determinados tecidos, como o fígado, que é responsável pela decomposição do amido em maltose e glucose através da hidrólise das ligações α (1-4) do amido. A alfa amilase salivar funciona como o primeiro passo principal do processo de digestão. O processo de digestão começa com a mastigação dos alimentos na presença de alfa amilase salivar na boca para converter o amido dos alimentos em açúcar (Maureen, 2000). Os alimentos ricos em amido, como as batatas ou o pão, têm um sabor ligeiramente doce quando mastigados; isto deve-se à ação da amilase. A enzima amilase é também segregada pelo pâncreas, onde é chamada amilase pancreática; a sua presença no trato gastrointestinal ajuda a quebrar as moléculas dos alimentos para que o corpo as armazene e utilize (Rosenblum et al., 1998). O amido, que é o substrato da ptialina (alfa amilase), e os seus produtos (cadeias curtas de glucose) são capazes de o proteger parcialmente contra

inativação pelo ácido gástrico à medida que o alimento desce pelo estômago num meio ácido com um pH de cerca de 3,3. Neste meio ácido, a ptialina adicionada a um tampão com pH 3,0 sofreu uma inativação completa em 120 minutos; no entanto, a adição de amido a 0,1% resultou em cerca de 10% da atividade remanescente, e uma adição semelhante de amido a um tampão com pH

1,0% resultou em cerca de 40% da atividade remanescente aos 120 minutos (Rosenblum et al., 1998).

Preparação do substrato de amido

1. Colocar 1,0 g de amido num copo com 5 ml de água e 75 ml de água a ferver, agitando continuamente.

4. arrefecer até 25 °C e adicionar 5 g de cloreto de sódio à solução de amido.

5. adicionar água purificada suficiente para obter 100 ml de solução de amido.

6. diluir 10 ml desta solução para 100 ml com uma solução-tampão de pH 6 para a análise da amilase.

7. Cada ml deste substrato de amido contém 1,0 mg de amido solúvel seco

PROCEDIMENTO:-

1. Pega na solução de saliva (individual) e mistura-a com 50 ml de solução tampão de ph 6 para a amilase.

2. Adicionar uma quantidade suficiente de tampão fosfato para perfazer o volume de 100 ml.

3. Coloca 5 ml desta solução num tubo de ensaio

4. Adiciona 2 ml, 3 ml, 5 ml, 7 ml e 10 ml de substrato de amido em seis tubos de ensaio.

5. coloca estes tubos de ensaio em banho-maria e mantém a temperatura a 40°C

6. o seu 1 ml (solução de amilase) tem capacidade para digerir cerca de 10 mg de amido solúvel seco

7. adiciona a cada tubo de ensaio 1-2 gotas de solução de iodo e mistura bem.

OBSERVAÇÃO:- O QUE É QUE TU QUERES?

RESULTADO:- Estuda a atividade da amilase salivar em relação ao substrato

EXPERIÊNCIA Nº 12

OBJECTO: -Determinar o método DNS para estimar a concentração de substâncias redutoras

Açúcares numa amostra Os açúcares redutores contêm um grupo carbonilo livre e têm a propriedade de

reduz muitos dos reagentes.

Todos os monossacarídeos e alguns dissacarídeos são açúcares redutores

REFERÊNCIAS: Satyanarayana.U.Dr; Chakrapani.U.Dr. "Biochemistry" quarta edição 2013 ISBN:978- 81-312-3601-7 publicar página nº -40,350

Teoria:

Existem diferentes métodos para a estimativa de açúcares, tais como o método do ácido feno-sulfúrico, o método de somogyi Nelson, o método do ácido dinitrosalicílico O método DNS para estimar a concentração de açúcares redutores numa amostra Os açúcares redutores contêm um grupo carbonilo livre, têm a propriedade de reduzir muitos dos reagentes. Todos os monossacarídeos e alguns dissacarídeos são açúcares redutores

O método DNS para estimar a concentração de açúcares redutores numa amostra

Os açúcares redutores contêm um grupo carbonilo livre e têm a propriedade de reduzir muitos dos reagentes.

Todos os monossacarídeos e alguns dissacarídeos são açúcares redutores

Preparação do reagente DNSA

1. Dissolve 1g de ácido 3,5 dinitrosalicílico em 20mL de NaOH 2M.

2. Em seguida, adiciona lentamente 30g de tartarato de sódio e potássio e dilui até um volume final de 100mL com água destilada.

Procedimentos:-Método DNSA

1. Adicionar 3 ml de reagente DNSA a 3 ml de amostra de glucose num tubo de ensaio ligeiramente tapado. ...

2. Aquece a mistura a 90° C durante 5-15 minutos para desenvolver a cor castanho-avermelhada.

3. Adicionar 1 ml de uma solução a 40% de tartarato de sódio e potássio (sal de Rochelle) para estabilizar a cor.

TESTE DE BIURET

Adiciona cerca de 2 ml de solução de NaOH à dispersão da substância a testar (por exemplo, solução a 5% de albumina de ovo). Adiciona agora 4-5 gotas de solução de CuSO4 a 1 %.

A coloração violeta azulada indica a presença de proteínas.

OBSERVAÇÃO:-

RESULTADO:- O método DNS para estimar a concentração do redutor ....determinado

Objeto adicional por programa de estudos

OBJECTO: -Determinar a hidrólise enzimática do amido.

REFERÊNCIAS: Satyanarayana.U.Dr; Chakrapani.U.Dr. "Biochemistry" quarta edição 2013 ISBN:

978-81-312-3601-7 publicar página nº -09, 165

Teoria: O amido, um polissacárido longo, é decomposto (hidrolisado) pela enzima amilase. Os produtos são moléculas de glucose (um monossacárido) e maltose (um dissacárido). Estes açúcares mais pequenos são suficientemente pequenos para que uma célula bacteriana os possa transportar para o seu interior

Reagentes:- papel de filtro de celulose, enzima de celulose tamponada, reagente DNSA

PROCEDIMENTO:-

1. Rasga um pedaço de papel de filtro de celulose de 10 c^{m2} e pesa 0,1 g

2) Submerge o papel picado em 10 ml de solução de celulase tamponada num tubo de ensaio. Anota a hora de início.

3.Incuba a mistura a 40°C. (A enzima é mais ativa a uma temperatura de 40°C e a um pH de cerca de 4,5).

4. Esta reação deve durar cerca de 2 horas.

5. Pára a reação de hidrólise na amostra. O primeiro método para parar a reação consiste em privar a mistura do substrato. Mede as concentrações de glucose das amostras com o método colorimétrico do dinitrosalicilato. (Ref

OBSERVAÇÃO:- O QUE É QUE TU QUERES?

RESULTADO: Determina a hidrólise enzimática do amido

Livros recomendados (Edições mais recentes)

1. **Princípios de Bioquímica de Lehninger.**

2. **Harper's Biochemistry de Robert K. Murry, Daryl K. Granner e Victor W.**

Rodwell.

3. Bioquímica por Stryer.

4. Bioquímica por D. Satyanarayan e U.Chakrapani

5. Livro de texto de Bioquímica de Rama Rao.

6. Livro de texto de Bioquímica por Deb.

7. Esboços de Bioquímica de Conn e Stumpf

8. Practical Biochemistry de R.C. Gupta e S. Bhargavan.

9. Introdução à Bioquímica Prática por David T. Plummer. (3ª Edição)

10. Practical Biochemistry for Medical students, de Rajagopal e Ramakrishna.

11. Bioquímica Prática por Harold Varley.

Sobre a Authers

Saloni Chourasiya

B.Pharm, M.Pharm

Professor Assistente

NMT Gujarati College of Pharmacy, Indore

Madhya Pradesh, Índia

Sra. Jaya Sharma

B.Pharm, M.Pharm

Professor Associado

Faculdade de Farmácia Swami Vivekanand, Indore

Madhya Pradesh, Índia

Sra. NEETU CHOUDHARY

B.Pharm, M.Pharm

Professor Associado

Rami Devi faculdade de farmácia deoli, tonk,

Madhya Pradesh, Índia

Sobre a Authers Message

O manual foi escrito de acordo com o PCI Syllabus de bioquímica prática para os estudantes de farmácia do I° ano. Este livro orienta principalmente os estudantes para obterem conhecimentos sobre as bases da bioquímica. Os estudantes encontrarão nele uma visão clara e concisa do trabalho laboratorial de Bioquímica. A maior parte da informação contida neste livro está representada de uma forma muito simples. O objetivo deste livro é tornar a matéria fácil e compreensível para os estudantes. Pretende dar uma boa exposição de vários aspectos da bioquímica, incluindo o papel da bioquímica na farmácia.

Estes livros práticos têm como principal objetivo orientar os estudantes de graduação e pós-graduação e ultrapassar os obstáculos que enfrentam nos aspectos práticos da Bioquímica. O principal objetivo deste livro prático é apresentar a informação de forma condensada e clara para satisfazer as necessidades dos estudantes. Este livro prático tenta cobrir o programa de Bioquímica da maioria das universidades da Índia

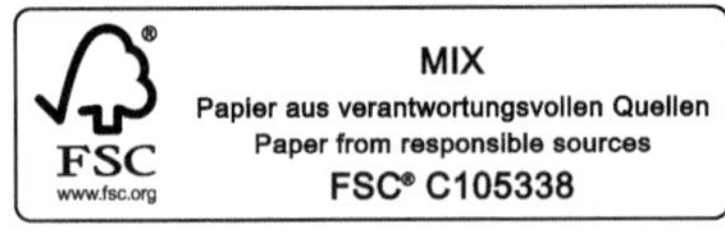

Printed by Books on Demand GmbH, Norderstedt / Germany